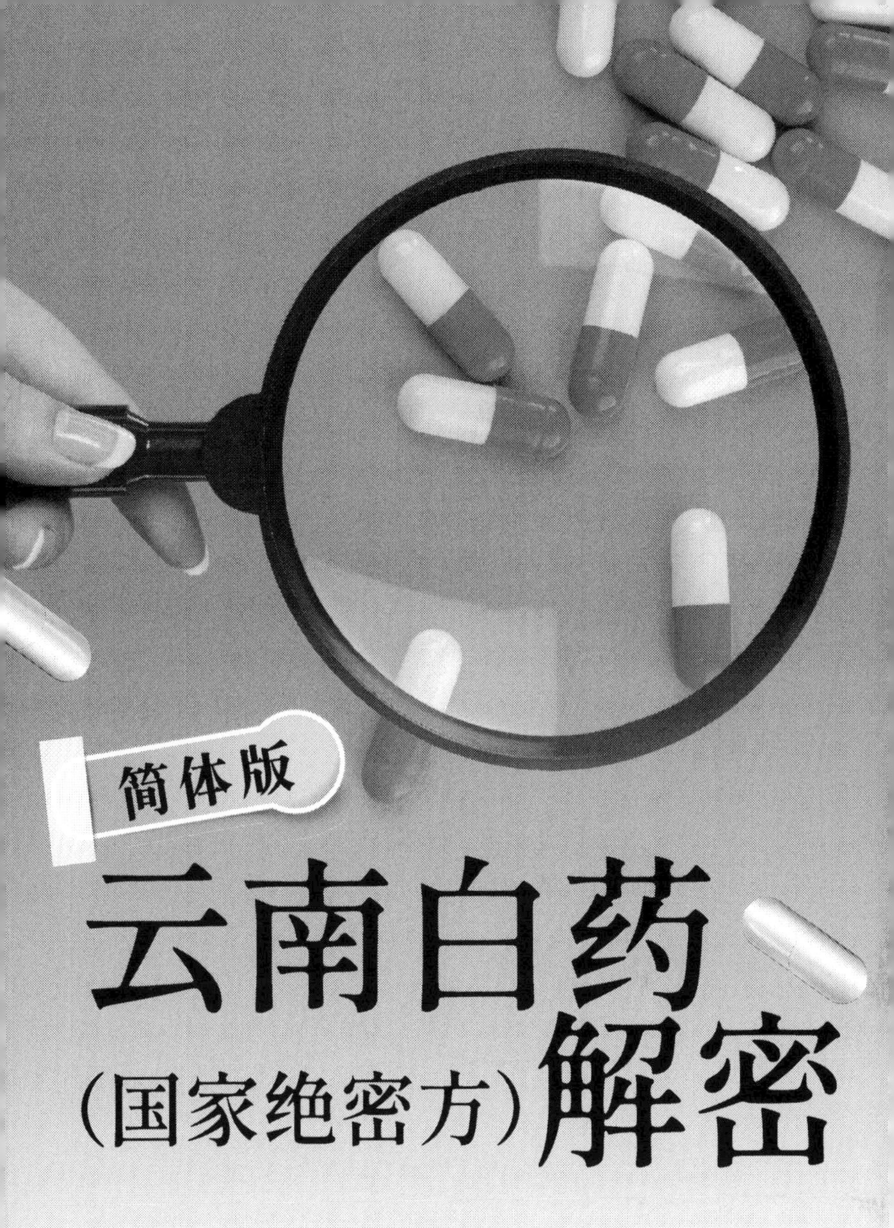

简体版

云南白药（国家绝密方）解密

宋友谅 / 著

目录

前言

一九五九年，作者在南京药学院毕业前实习，在南京市中医院图书馆，看到了医药卫生快报上，云南白药秘方，一九六二年，加强基层技术力量，我由北京医药工业研究院，调到昆明制药厂，试验室主任王技师给我的答复是：云南白药成分不保密，告诉了你成分，你也做不出来，保密的是生产工艺，是药厂试验后做出来的，文化革命时期，云南白药工艺操作规程，放在中心实验室台上，无人保管，我也看过了，但是在二〇一三年，湖南罗秋林律师，以侵犯消费者知情权理由，将云南白药的生产药厂，告到法院，引起我的注意，之后收集我写过的文章（参考资料 1、2）并买了云南白药产品，分析研究，形成此书，供云南白药系列产品的消费者，打假勇士，药品管理部门，质量监督部门及对此产品有兴趣的人士阅读研究。

云南白药的历史和知识产权

民国时期，云南各地药店，卖一种纸包的白色粉末，是民间秘方，用于治疗跌打损伤，因为药品是白色的，叫白药，产于云南，这就是云南白药名字的来源。

其药物组成有三七，称伤科圣药，有止血、散瘀，消肿止痛的作用，还有独定子（金铁锁）、草乌，有止痛作用，及重楼，是赋形剂，在一九五五年的云南科技展览会上，这个云南白药获一等奖。

云南名医曲焕章，也配制云南白药，称「百宝丹」，里面加了一粒小红丸，称保险子，有保险子的，表示由曲焕章配制的，所以，云南白药的知识产权属于云南中医和药房，百宝丹的知识产权，属于曲焕章的，曾泽生的知识产权是白药精（参考资料 6）这三种白药，成分不相同的。

一九三八年曲焕章去世之后，百宝丹停产。

一九四九年，云南解放时，还有二十多家生产云南白药，五二年整顿之后，还有十三家生产云南白药，所以云南白药的知识产权属于云南医药界，同曲焕章没有关系。

那么什么时候云南白药和曲焕章百宝丹，合二为一混为一谈的呢？

从一九五五年开始的，当时全国开展献秘方运动，曲焕章之子曲嘉瑞，献出了曲焕章秘方，称百宝丹，由昆明联合药厂生产，曲焕章妻子缪兰英，也献出了秘方，称云南白药（原名曲焕章百宝丹）由昆明药厂生产，1962 年外包装重新设计，去了括号中的八个字，称云南白药，这样把云南各地中医和药房的知识产权，全部给了曲焕章一人所有，典型的张冠李戴了。

关于云南白药和曲焕章百宝丹，二者混为一谈，从批准文号上也看到了这一情况，请见本文云南白药法律检查项下，云南白药批准文号 Z53020792，z 代表中药类，53 代表云南省地区的代号。02 代表 2002 年又核发了一次批准文号 0792 是顺序，那么一九五三年的云南白药成分是三七、草乌、重楼、独定子（金铁锁），当时曲焕章百宝丹 1951 年获一等奖，取样化验是碳酸钙，作为假药登云南日报取缔，这个批准文号同曲焕章的白药没有关系，当时正值工商业社会主义改造，私人老板进入昆明联合药

厂，生产百宝丹和白药精，昆明药厂生产的是云南白药（原名曲焕章百宝丹），用的批准文号是 1953 年给的文号，但是成分不同了，是三七、草乌、重楼、独定子，麝香，冰片，披麻草，朱砂，是缪兰英献的秘方，成分不同，用了相同的批准文号，于是开始了牛皮越吹越大的吹牛皮，吹到了云南地方志，写成党和国家经济领域中最高机密，云南省档案馆的地方史资料中，有这样介绍的，云南白药为云南人曲焕章创制，专门用于伤科治疗的中成药散剂，至今已有一百多年历史，其处方仍然是中国政府经济领域的最高机密（404 页）。缪兰英献的秘方，她是外行，并不知道怎么配制，由曲家工人李琼华教他的，三七用量特别大，要浓缩处理，曲焕章没有这个设备的，曲焕章之子曲嘉瑞，之女曲竹林，一直声称缪兰英献的秘方是假的，例如，为什么有麝香，工商局审定价格时价格不对，缪兰英加了麝香一味，日本牙膏粉中有冰片气味，于是配方中加了冰片一味，本人怀疑，缪兰英抄了公开的获奖的云南白药处方，加了一粒小红丸，所以她把三七剂量抄错了，用量特别大。

云南白药疗效及适应症

一九五九年《医药卫生快报》第十七期 258～259页，这是产品投放市场之前，由云南省第一人民医院，作临床试验，该文摘录如下：云南白药（原名曲焕章百宝丹）系采用云南特制药材配制的民间验方之一，在临床应用上，的确有很大疗效，今将云南省第一人民医院内科，对云南白药在临床上应用体会及结合过去的经验，综合介绍如下：

云南白药主要的药物有：三七，重楼、独定子、草乌、披麻草、冰片、麝香、珠砂等混合而成。

服法（一般用法及注意点）

(1) 凡因刀枪跌打诸伤，无论轻重，有出血者，用开水调服，若瘀血肿痛，及未出血者，则宜用酒调服。

(2) 妇科各症，均宜以酒调服。

(3) 凡毒疮初起，除内服外，并宜用白药少许，以酒调匀，涂患处，如已化脓，只需内服。

用量（一般用法）

⑴不论上述何症，成人每次需用量为 0.2～0.3 克，如病情较重及身体健康者，可酌量增服，但每次最多不可超过 0.5 克。

⑵凡小孩，二岁以内每次服 0.03 克，五岁以内服 0.06 克。

禁忌

凡在服用白药期内，忌食蚕豆、鱼类、酸冷等，孕妇忌服。

作者对云南白药用法介绍

为了便于临床观察及总结，对一般成人，每次 0.2 克，一日三次，小孩可参照以上一般用法。

云南白药的主要作用

⑴清热解毒
⑵消炎散肿
⑶止血镇痛
⑷防腐生肌
⑸化瘀活血
⑹补血生新

临床疗效总结及探讨

(1) 对于各种器械的损伤而致出血或因钝器所伤而不致有出血病状者（俗称内伤）均为有效。

(2) 对各种疮毒，只见红肿而未破溃者，可以敷而消之。已化脓而破者，可以内服消之。

(3) 对月经不调，痛经月经过多，子宫出血以及产后瘀血等有显效，对慢性长期的胃痛，也有疗效。

最近的临床实践经验

(1) 对鼻出血观察 31 例，血吸虫病，每 3～5 天发生鼻出血一次，3～9 天后治愈。

(2) 对血吸虫病大便脓血的观察共 15 例，云南白药对此症，有很大疗效。

(3) 对血吸虫病患无鼻出血伴有大便脓血共 6 例，平均治疗天数为 6 天。

(4) 对急性肠胃炎组的观察 8 例，第二天痊愈者 7 例，仅 1 例服药二天多才好转。

治疗有待进一步研究的适应症

(1) 胃及十二脂肠溃疡

(2) 痢疾

(3) 对各种结肠炎的应用

(4) 对痔疮及痔核的出血者

(5) 提出对血液系统的观察

综观以上资料，云南白药投放市场，只有有限的临床资料，是一种跌打伤科用药，而不是生产药厂编造的老百姓有服食云南白药的习惯，成为膳食添加剂。保险子，只是标志曲焕章配制的，没有临床资料，云南白药说明书：凡较重之跌打损伤，先服一粒保险子，查无来源根据。

药厂的宣传资料：保险子可治疗较重之跌打损伤，也可治疗心绞痛，急性乳腺炎，鼻衄等 20 余种疾病，为夸大宣传。出版了一本书，由云南白药厂干部作序，书名：《云南白药治百病》，后来又将云南白药写进了云南地方志，云南白药是党和政府经济领域中最高机密，牛皮是越吹越大了。

云南白药原来没有质量标准的，由云南药检所给予完善，见其配制时用黑草乌，也用黄草乌，因为草乌品种多，毒性大小不同，选用毒性最小的黄草乌。所有草乌都是直立，只有黄草乌是藤本，采集时不会看错品种。

重楼，有大有小，选用滇重楼这一品种作云南白药原料。

夸大宣传，不实资料

云南白药集团股份有限公司（资料）
成立：1993 年
代表人物：董事长，王明辉
总部：中国云南昆明
产业：中成药
产品：云南白药

历史

云南白药 1902 年由曲焕章创制，原名曲焕章百宝丹，（笔者注：西南三省科技展览会收集到原装曲焕章百宝丹，一共七瓶，获奖，但是省药检所，取样化验是碳酸钙，是当时最普通的牙膏粉，宣布为假药，云南日报登报取缔），曲焕章原在云南江川一带，是有名的伤科医生，后为避祸乱，游历滇南名山，求教当地的民族医生，研究当地草药，苦心钻研，改进配方，历经十载，研制出「百宝丹」，另外他还研制出虎力散，撑骨散药方。1916 年曲焕章将他们与白药的药方，一起交给云南省政府警察厅卫生所检验，合格后颁发了证书，允许公开出售，1917

年云南白药由纸包装，改为瓷瓶包装，营销全国，销量骤增，1923 年后，云南政局混乱，曲焕章在此期间，钻研配方，总结临床经验，使云南白药达到了更好的药效，形成了一药化三丹一子，即：普通百宝丹，重生百宝丹，三生百宝丹，保险子（请读者注意，曲焕章的云南白药都叫各种百宝丹）此时百宝丹已享誉海外，在东南亚地区十分畅销，1931 年曲焕章在昆明金碧路建成「曲焕章大药房」。一九三八年，台儿庄战后，曲焕章发放三万瓶云南白药，给国民政府军官，在此役战胜后，云南白药的名声达到全国各地，1955 年，曲焕章妻子缪兰英向中华人民共和国政府（笔者注：向昆明市政府），献出该药秘方，之后云南白药开始在其他药厂生产（笔者注：当时献出百宝丹秘方，共有三个不同版本，曲焕章儿子曲嘉瑞献出的秘方叫百宝丹，昆明联合药厂生产，缪兰英献出的秘方叫云南白药，原名曲焕章百宝丹，交昆明药厂生产，还有一个白药精，联合药厂生产）1992 年中国颁布《中药品种保护条例》，廿多年来，云南白药仅有的国家一级保护的四个品种之一，另外三个品种是阿胶，龙骨壮骨冲剂，片仔癀（笔者注：这个政策是对的，但是保护期过后，其中三个公布了成分，云南白药为何独缺？现在明白了，为了做假药）

药物性状

米黄色或黄白色粉末，有特殊香味，味道微酸，带苦涩，舌头有清凉麻木的感觉，保险子为红色殊砂为主的小丸，剖面浅棕色，味微苦。

药物组成

云南白药的配方和制法从不外传（笔者注：云南白药配方公布在 1955 年西南三省科技展览会上，得一等奖，曲焕章的百宝丹配方，公布在 1959 年公布在医药卫生快报上，只有制法一项保密）1955 年缪兰英将配方献给中华人民共和国，中央人民政府（笔者注：献给昆明市政府），之后一直以国家卫生部绝密为其保存。（据笔者所知申请批准文号时配方，交给卫生部保存）。此后一些书籍和杂志上出现过关于云南白药的配方和制法，但生产者声称「均不正确」，关于云南白药的植物考证与鉴定，及其化学成分的分离和结构鉴定，一直引起各国科学家的关注，也用过各种现代分析方法，进行过解析，用发射分光计，分析出云南白药中有钙磷元素存在，用光谱分析时，未见紫外吸收，红外吸收光谱呈现出与葛根淀粉相近的图谱，可推断为同一物（笔者注，是重楼的淀粉，不是葛根淀粉），在用断层色谱点样分析后也得相同结论，由此推断云南白药可能是用葛根淀粉做赋形剂。用超临界流体色谱法，测定出云南白药中，含有人参二醇，人参三醇等物质（笔者注：这是三七成分）

云南白药散剂成分与含量说明

成分	毫克	成分	毫克
散瘀草	85 mg	准山药	66.5 mg
苦良姜	30 mg	田七	200 mg
老鹳草	26 mg	总成分	500 mg
白牛胆	25 mg		
穿山龙	57.5 mg		

云南白药的配方和制作工艺，在中华人民共和国列为绝密级（笔者注：一派胡言，申请配方为国家绝密方是行政违法，不符合药品管理法，关于制作工艺的保密，只在生产的药厂，不是国家绝密级），但是在美国公布的成分是：田七、冰片、散瘀草、白牛胆、穿山龙、准山药、若良姜、老鹳草、酒精，白药集团表示，在美国提交的材料，不是云南白药保密方（笔者注：包装材料上没有注明此不是秘方，彼是秘方，也没有注明此是膳食添加剂，彼是治疗药，成分不同，怎么可以使用国家绝密方的外包装，这是公开卖假药的证据，云南白药膳食添加剂，冒充云南白药销售，不打自招证据确凿，公开卖假药）。为了

应付 2013 年 11 月国家食药总局发布的《关于修订含毒性中药饮片，中成药品种说明书的通知》要求中药饮片企业，企业在说明书中写明毒性成分，并添加警示语的规定，2014 年 4 月，云南白药在其新的说明书中说明其药品配方含草乌（笔者注：还有二种有毒成分，披麻草和朱砂，为什么不写出来，难道这二种不是有毒成分（披麻草毒性同草乌一样危险），临床报告表现，使用朱砂，出现肝肾损害，胃肠道反应，神经系统中毒，溶血性贫血过敏，中毒量 262mg，含草乌（也不正确，应为黄草乌）草乌为乌头属多种植物的俗称，该属含乌头碱为自然界中毒性最大的成分之一，口服致死量仅 1mg/kg，毒性为氰化钾的 5—10 倍，经过其独特的生产工艺，毒性可基本消除（笔者注：不是独特的生产工艺，凡要食用乌头属药品，就是要蒸煮很长时间，使乌头碱水解，毒性减少。

药物剂型

云南白药问世之初的半个多世纪，都是以散剂供应市场因为散剂有不易掌握剂量，吞服口感不适的缺点，随着制药业的发展，不同剂型的需求，日显突出，云南白药除散剂外还开发出胶囊剂，酊剂，膏药剂、气雾剂等，除此之外，依病情不同，有经验的医生，还会把云南白药与其他药物配伍，制成其他剂型。

散剂是4克一瓶，配一粒保险子。

红色保险子可治疗较重之跌打损伤，也可治疗心绞痛，急性乳腺炎，鼻衄等 20 余种疾病（笔者注：保险子成分披麻草、重楼、朱砂、不能治上述病，文献中也没有记载能治上述病的叙述，是一个假药，保险子原来只是用作表示，曲焕章配制生产的）。

临床应用与药理作用

云南白药为世人所得知是止血的功效，由于他含有多种活性成分，药理作用复杂，除止血外还有多种用途。

止血

云南白药对于多种出血性疾病，都有明显的疗效，可以加速止血，缩短病程，有研究表明，这方面的药理作用，主要是缩短出血时间和凝血时间，云南白药能使凝血酶原时间缩短，增加凝血酶原之含量，并能诱导血小板的聚集和释放，止血方面应用十分广泛，对于创伤出血，消化道出血，呼吸道出血，出血性脑病，妇科，小儿科，五官科出血性疾病，都有很好的治疗效果。

药代动力学

内服云南白药，半小时后起效，2—3 小时，达到峰值持续时间 4 小时。

不良反应与药物禁忌

由于云南白药有兴奋子宫的作用，可以造成流产，所以孕妇忌用，无论内服外敷。服药后一日内忌食牛羊肉，豆类（尤其蚕豆）及其加工品。

云南白药有过敏者忌用。

严重心律失常者不宜使用。

用药过量或中毒时忌用。

含有未标示的乌头类生物碱，如不适当使用，乌头类生物碱可引发口唇和四肢麻痹，恶心，呕吐及四肢无力等不适症状，严重者更会引致危害生命的情况，如呼吸困难和心律失常。

产品种类

云南白药酊，云南白药胶囊，云南白药喷雾剂，云南白药牙膏，云南白药创可贴等。

台湾市场

云南白药为一般老人熟知之产品，因为目前无特定代理商，故云南白药为台湾民众至中国大陆观光时常会携带回来的纪念商品，网络上有一些代购商品，但因云南白药不愿公开成分，与台湾法令相左，故目前被列为禁药，不允许进口及个人携带回国。

2002 年 10 月 15 日，日本东洋医学，成人病预防协会监制云南白药保健系列，授权顶霖有限公司为台湾地区总代理

2004 年 12 月 30 日云南白药集团股份有限公司授权台湾顶霖有限公司为台湾地区总代理，但当时台湾尚无允许云南白药产品进口，故以云白牙膏，在台湾市场销售。

云南白药，只有很少的临床资料，大规模生产，投放市场，引发许多问题（参考资料 3）这些问题是云南白药可致多种不良反应包括过敏性休克，心律失常和肾功能衰竭，2003 年广州曾有大学生因云南白药中毒身亡，事后认定与乌头碱中毒相似。云南白药隐患不止草乌，所含三七、重楼，也可致溶血出血，肝肾损伤等后果。每盒云南白药所带的救命保险子更危险，多例不良反应，都因使用保险子导致。患者以服用后身体受损为由，起诉云南白

药，皆因国家保密方败诉。草乌所含乌头碱，可致命剧毒物，云南白药却以保密配方为由，长期隐瞒该成分。2013年因被香港检测含有乌头碱成分并勒令召回，第一次公开承认其配方含有毒成分。

云南白药系列产品法律检查

《中国药品管理法》1984 年 9 月 20 日第六届全国人大代表大会，通过，凡中国境内，药品研制，生产经营使用和监督活动，均适用本法。

2001 年 2 月 28 日第九届人大常务委员会，第二十次会议第一次修订。

2019 年 8 月 26 日第十三届人大常务委员会，第十二次会议第二次修订。

如果需要修订其中一项先发文征求意见，再由人大常委会投票通过，这是国家对药品的最高法律，云南白药股份有限公司，居然修订了其中一项，成分国家保密方，草乌（制），其他成分略，他有这个权利吗？是行政违法，天大笑话，胡弄上级，又如：法律规定，药名不可作商标，又用行政法，申请了商标，也是行政违法，这样胡弄欺骗了云南白药消费者，律师及法官，法律界人士，无人提出意见包括药典委员会，药品管理法从 1984 年开始到 2019 年第二次修订，对于假药的规定都是一样的。

云南白药
解密

一、禁止生产假药，有下列情形的为假药，药品成分与药品标准不符的。

二、以非药品冒充药品，以他种药品冒充此药品。

现在以这二条检查云南白药系列产品

一、云南白药
批准文号 Z53020795
生产批号 23A1630
生产日期 20160907
6 瓶装，每瓶 4 克，保险子一粒
成分：国家保密方
本品含草乌其他成分略

问题一

申请国家保密方的成分是三七、草乌、独定子、重楼、披麻草、朱砂、冰片、麝香，但是云南白药生产过程中，成分与药品标准不符，不符的地方是生产过程中，偷工减料，麝香一味，价格昂贵，数十年中，从来不加，符合假药定义。云南白药如此大规模生产，全世界麝香产量集中起来，也不够它用，而历来申报的档案中，都有麝香一味，含量万分之四，就这么一味药，占了药品价格的四

分之一，内行人闻一下，哪里有什么麝香气味，因为按照配方少了这一味药，所以成为假药，对于这种情况，2019年 8 月 26 日前处罚较轻，只是罚所得金额的三到五倍，之后要罚所得金额的 15—30 倍，对于占药品价格的四分之一麝香，药典委员会居然没有列出一项鉴别方法，却鉴别无药用价值的保险子。

问题二

保险子，说明书说：凡较重之跌打损伤，先服一粒保险子，那么就要问，一种保险子成分是钩藤、穿山甲、淀粉，还有一种保险子是披麻草、重楼、朱砂，先服一粒保险子，到底要服哪一种保险子，按照药品管理法，一个药品，只有一种成分，如果变成了双胞胎，一个是真的，另一个是伪的冒充真的使用，再说保险子本来就没有任何药用功能，以上二种保险子，都没有上述功能，重伤必需急服一粒。书上也没有记载，重伤必需先服一粒保险子。重伤有各种类型，急服一粒能治伤科百病？药品管理法明确指出以非药品冒充药品，是假药，以上任何一种保险子，都是假药，保险子发明人曲焕章，只是表示曲焕章配制，没有说重伤先服一粒保险子说法。

保险子违反了广告法，夸大宣传。

假药要罚款，违反广告法也要罚款。

问题三

药品包装，说明书，标签，必需列出成分，成分是三七、草乌、独定子、重楼、披麻草、朱砂、冰片、麝香，如果不这样做，《药品管理法》第一次修订版八十五条规定，作为劣药，假药处理，所以云南白药所有系列产品，凡写上国家绝密方，草乌（制），其他成分略的全是作为劣药、假药，害人的真的害了自己，聪明反被聪明误，枉送了卿卿性命。新版药品管理法未见这一条规定，似乎为云南白药量身订制，该条不见了。但是与草乌毒性相同的披麻草及世界上禁用的朱砂不列出，隐瞒了这二种有毒成分，对人体造成严重损害，《中国刑法》115 条有规定：危险方法危害公共安全罪，也有一项叫扰乱社会主义市场经济罪。

问题四

违反《商标法》，新版药品管理法及之前药品管理法都规定药品名称不得作为商标使用，所以，云南白药系列产品上凡是有云南白药 R 的，不能使用，取缔，消毁外包装，云峰牌和云南白药牌，同时印在包装材料上，试问，到底是什么牌，违反了广告法，综上所述，云南白药依药

品管理法检查，它是一个假药。

二、云南白药胶囊

生产批号 2FB1707

生产日期：20170602

批准文号：国药准字 Z53020799

胶囊装：保险子二粒

三、云南白药酊

每瓶 50ml

批准文号 Z53021238

以上二个品种，存在问题同一，云南白药，完全相同，不易赘述。

四、云南白药创可贴

功能：止血止痛，消炎，愈创

成分：国家保密方

本品含草乌（制），其他成分：略

批准文号 Z20073016

Z 为中药类

问题

云南白药
解密

1.创可贴名字有专利，要有发明人授权，才能使用，否则窃取了发明人的知识产权，青岛海诺生物工程有限公司，创可贴有发明人授权，云南白药创可贴，没有发明人授权，应停止生产，侵犯别人知识产权，没有找上门要赔偿，算你运气。

2.请看批准文号 Z，这个代表中药类，创可贴是医用卫生材料，不是中药，没有止血止痛消炎愈创功能，国家医药管理局长郑筱萸判死刑，不该给的批准文号，他给了，有了批准文号，也是假药，因为不是中药是医用卫生材料。

3.创可贴是医用卫生材料，由医疗器械生产许可证的工厂生产，药厂不能生产，是违法生产应停止。

五、云南白药气雾剂

批准文号：国药准字 Z53021107

生产批号 ZAA1903

生产日期：20190110

成分：国家保密方：本品含雪上一支蒿（制）、草乌（制）

其他成分：略

问题

1.申请国家保密方的是缪兰英献出的秘方，这个秘方是没有雪上一支蒿的，现在他们用了雪上一支蒿，说明用的不是云南白药保密方，那么符合药品管理项下：与药品标准不符的是假药，从批准文号上看，1953 年的及 1953 年以后的云南白药都没有雪上一支蒿成分的，药品标准中收载的药品名称是法定名称，同一处方，同一品种的药品，使用相同名称，有利于国家对药品的监督管理，有利于医生选用药品，有利于保护消费者合法权益，有利于制药企业之间公平竞争，这个处方成分使云南白药气雾剂，送进了假药行列。

2.批准文号显示，没有用国家保密方，印上国家保密方，是画蛇添足，欺骗消费者。

六、云南白药膏

批准文号：国药准字 Z20073015

生产批号：2cc 1915

生产日期：20190218

成分：国家保密方：本品含草乌（制）雪上一支蒿（制）

存在问题：同云南白药气雾剂，不另赘述。

七、云南白药散剂

成分：三七、冰片、穿山龙、山药、老鹳草、保险子

保险子成分：穿山甲、钩藤、淀粉

根据《中华人民共和国药品管理法》，有下列情形之一的为假药。(一)药品所含成分与药品标准规定的不同，药品标准成分是：三七、草乌、重楼、独定子、冰片、麝香、披麻草、朱砂，它与药品标准成分不同，是一个假药。

二〇一三年一月十七日湖南天戈律师事务所律师罗秋林至衡阳市燕湘区人民法院，状告云南白药集团股份有限公司及其在当地的销售商，侵犯了消费者知情权及人格尊严，理由是云南白药说明书，没有标明成分和含量，从美国海沃市买回的云南白药所含成分及剂量写得详细清楚，辩方理由是：美国的云南白药处方，不是中国的云南白药处分，处方没有泄密，一九八四年，中国的云南白药处方，已列为国家绝密，于是罗秋林律师败诉，庭审中，法官问云南白药集团股份有限公司的一个问题：是否使用同一个包装，回答：是的，此时法官应判假药案，假药案的暴露，只差临门一脚了，结果仍然是葫芦僧判葫芦案，昆明药厂的人都知道，二种不同成分，使用同一个包装，药品管理法规定，有下列情形的为假药(二)以非药品冒充药品，以他种药品冒充此种药品。罗秋林律师买回的云南白

药称膳食添加剂，冒充云南白药销售，说明法官、律师对于《药品管理法》完全不知道，现在应该启动法院监督审判程序，重新审理复查此案，不是判罗秋林律师败诉，应判云南白药假药案才对，否则在历史上成为错判案例之一。

事后观察到，此产品已被召回，重新换了外包装，重新申请了一个批准文号，重新投放市场，仍然称云南白药，按照药品管理法，无法洗脱假药名声，仍然冒充云南白药销售，只是换了一个包装和批准文号。笔者也观察到，用食品添加剂处方，做成云南白药酊，这样，云南白药酊，就有二种不同成分的酊剂，当然一种为真，另一酊剂为假。

云南白药牙膏

作为药厂生产的应该是药品，它的厂房设备人员配置，化验室，药品管理法都有规定，验收后发生产许可证，上级是医药局，药厂要生产牙膏，应该另外成立牙膏分厂，因为牙膏属于化妆品，归牙膏厂或日用化工厂生产，他的生产设备和药厂要求不同，它的上级是轻工业局，再上级由食药局管理，一九一七年文革中，靠边站的省长刘明辉，无事可做，跑到周总理那里，总理指示刘省长：

一、回云南建一个有一定规模的云南白药专厂，结果成了什么都做的万金油工厂，各行各业挂上云南白药子公司为荣。

二、建立云南白药研究机构，机构建立了，没有正果做出了奇葩产品，治疗跌打损伤的，做成了牙膏、创可贴、膳食添加剂，冠名云南白药散剂的，就有三个不同成分的处方，拿不出大样本，随机对照双盲试验的临床报告，也没有见到植化，药理的报告。

三、免交增值税，药品不涨价，结果几角钱的成本卖几十元，本可造福人民，结果成暴利行业，税收大户，该厂在总理指示下成立，结果被滥用，也滥用了法律，居然修订了药品管理法中成分一项：成为国家绝密方，是行政违法，蒙骗了消费者、律师、法官，还有药典委员会。

如果还不明白，讲一个通俗易懂的，婚姻法中一夫一妻制，修订为一夫二妻制，假如领导和上级批准了有用吗？云南白药牙膏投放市场时，开始了虚假的夸大宣传，从宣传广告说德国引进十二项先进技术，质量检验 109 道工序，消费者满意度 96%，还有必不可少的几个字，成分：国家绝密方，药品管理法四十九条规定，药品包装，不得含有虚假内容，不得含有表示功效，但它宣传是中国止血愈伤，消肿止痛，消血化瘀的百年品牌，帮助减轻牙龈问题（牙龈出血，牙龈疼痛）修复粘膜损伤，营养牙齿，改善牙周健康的作用，但是缺乏止血愈伤，消肿止痛，活血化瘀的疗效报告，也没有减轻牙龈出血，牙齿疼痛，修复粘膜损伤，营养牙齿，改善牙周健康的疗效报告，被多地多次告到法院，参考资料 4.5，于是改变宣传方法，本品不可代替药品，印在了包装盒里面，藏在消费者看不到的地方，因为含有云南白药活性成分，才叫云南白药牙膏，结果是含三七的叫三七牙膏，结果仍然叫云南白药牙膏，还有既无三七，也无云南白药成分的也叫云南白药儿童牙膏，请看下面三种云南白药牙不同成分如下：

一、云南白药牙膏

化妆品许可证 20160015

成分：云南白药提取物＋氯甲环酸（一种止血药）＋牙膏

二、云南白药牙膏

化妆品许可证：无

成分：三七＋牙膏

三、云南白药儿童牙膏

化妆品许可证：无

成分：牙膏

四、实物样品：

云南白药牙膏（含云南白药活性成分）

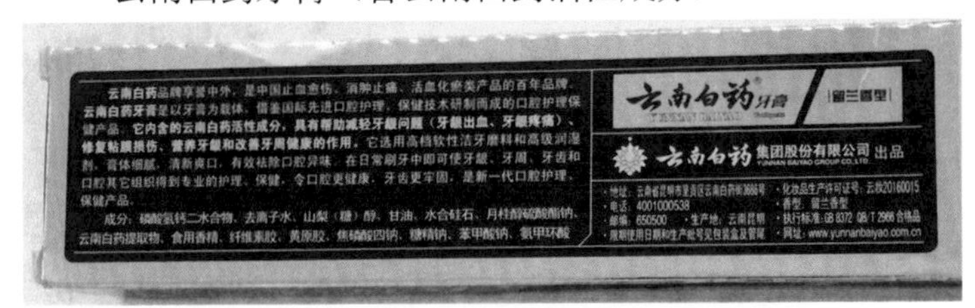

云南白药牙膏（含三七成分）

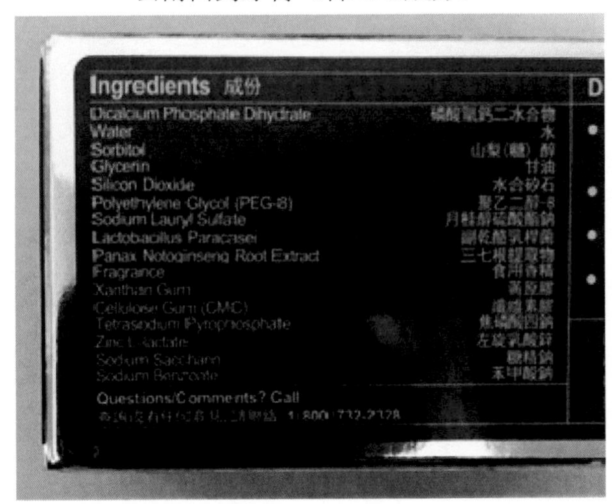

云南白药
解密

云南白药厂生产产品为云峰牌，结果是云南白药牌，二种品牌，同时存在包装盒上，试问到底是什么牌，所以提出问题：参考资料 4，你是牙膏，还是药？功效型牙膏没有临床验证，宣传中不区分牙膏和白药，故意混淆概念，不能宣传疗效，于是不能代替药用，这几个字印在包装盒里面不起作用，国家绝密方，到底是药还是牙膏，一个批文，一个配方，怎么做出三种不同配方的牙膏，是否合理，在无监督情况下，可以任意改变成分配方生产。

云南白药成分汇编

一、曲焕章百宝丹

生产者：曲焕章

成分：碳酸钙、保险子

二、云南白药

生产者：云南十三家药房

成分：三七、草乌、重楼、独定子（金铁锁）

1953 年给批准文号

三、云南白药（原名曲焕章百宝丹）

生产者：昆明药厂

成分：三七、草乌、重楼、独定子、披麻草、朱砂、冰片、麝香

四、云南白药

生产者：云南白药集团股份有限公司

(1) 成分：散瘀草、苦良姜、老鹳草、白牛胆、穿山龙、淮山药、田七、冰片

(2) 成分：三七、草乌、重楼、独定子、披麻草、朱砂、冰片、麝香

结束语

云南白药系列产品，用《药品管理法》检查，均达到假药标准，无一例外，将此研究结果，呈献给消费者，读者面前，这些产品不受监督管理，就是药典委员会，所有药品都有成分一项，独缺云南白药成分一项，这是全世界独一无二的违法现象，从牙膏粉演变成国家绝密方成为国际笑话。

云南白药集团股份有限公司主要责任人，用国资委作挡箭牌，做了大量造假，违法生产，虚假宣传，规模之大达数十年，实属罕见。

国家食药局长郑筱萸因玩忽职守罪，被判死刑，其中有核发药品批准文号，结果是一个药品给了好多批准文号，包括假药也给批准文号，造成药品管理混乱，提高百姓用药风险，降低国家机关公信力，云南白药集团股份有限公司完全可以对号入座，一个批准文号发展出许多产品，有的批准文号都没有，谁来承担责任？

《药品管理法》第一百四十四条，生产假药劣药，受

害人请求额外赔偿外，还可请求支付价值 10 倍的损失；赔偿金额不足一千元的以一千元计标，假如众多消费者找药厂赔偿能承受吗？

云南白药集团股份有限公司，不断地夸大宣传，创造了历史上最大的假药案，对于这样的问题，刑法都有规定，请看：生产销售提供假药罪，妨害药品管理罪，食品药品监督渎责罪，广告法也有，该公司发布的信息，用于经营活动和虚假宣传，将承担法律责任，中国不缺法律，但缺法律执行，本人期望云南白药集团股份有限公司，依法生产，应向消费者有一个道歉，本书也是作者对依法治国的贡献，郑筱萸结局是前车之鉴，不可以无法无天，也欢迎读者对我本文不足之处，提供宝贵意见，以后怎么办？交历史作结论，假的总是假的，经不起事实的检验，牛皮总有吹破的一天！

附图

作者向云南食药局谈云南白药系列产品的问题，他们给我的答复是：连他们也不知道云南白药处方是什么？也见到了二位干部，是他们二人给云南白药牙膏批准文号，正式答案是：没有影响云南白药牙膏配方，配方没有变，本书列出三种配方，到底配方变了没有？

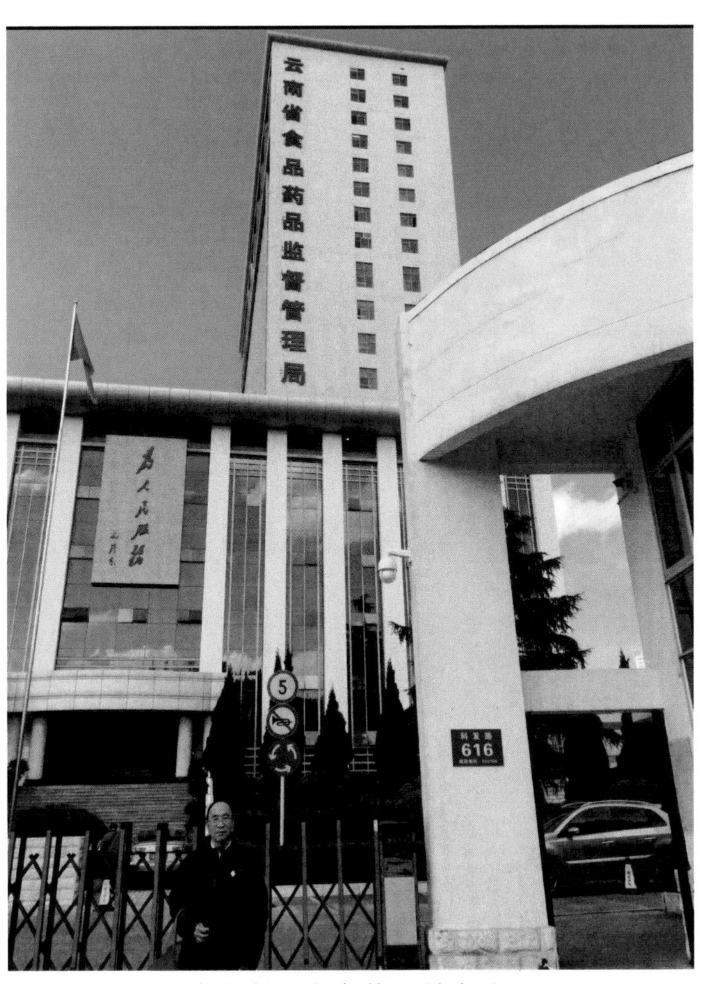

作者在云南食药局前留影

用药品商标命名成了云南白药关节止痛膏，这个产品名，关节止痛膏，云南白药 R，位置应该在包装盒的右上角，从产品外包装，看到了扰乱社会主义经济秩序。

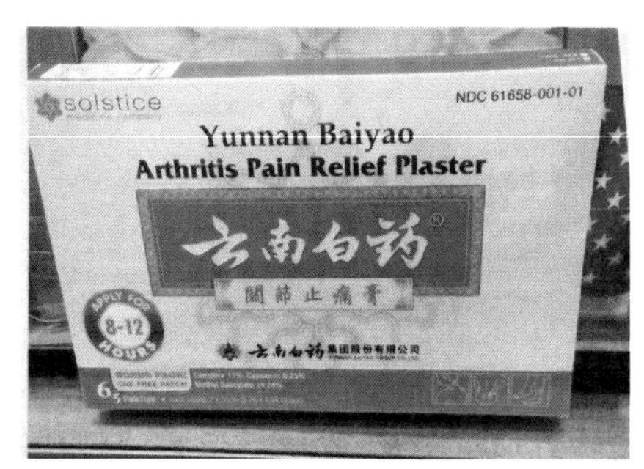

关节止痛膏

附：我的作品

一、从碳酸钙变成国家绝密处方的过程

越来越多的云南白药广告，看了之后有必要写一篇文章，恢复原来面貌，牛皮总有吹破的一天。

去年我旅游昆明，首先进入眼睛的公交车上广告：云南白药，星光大道，对此不能理解并感到不伦不类，云南白药是药品怎么同刻有电影名星的人行道联系到一起了呢？进到昆明的一家银行里，见到了商、住、公园云南白药第一城的霓虹灯广告，在电梯里有打造自己品牌云南白药贴纸，药房大门口广播着打造自己品牌云南白药，在中药材的瓶贴上，明明是一味普通中药材如三七当归花旗参等，下面是生产厂家云南白药集团某分公司，但是瓶贴把云南白药四个字特别放大和醒目地突出来，从远处看瓶贴就成了云南白药…花旗参，云南白药…当归，云南白药…枸杞子，云南白药…白芨粉，这种类型瓶贴深入各行各业，食品行业的云南白药…松茸，饮料有云南白药…一罐清，生活用品有云南白药…卫生巾，云南白药…洗衣粉，云南白药…消毒液，云南白药集团不再仅做药品，成了什么商品都做，成了无处不在的万金油工厂，云南白药四个字成为万能膏药到处可贴，殊不知瓶贴应该有一定规范的。如此不规模宣传云南白药，那么云南白药究竟是什么？云南白药原名「曲焕章百宝丹」，而曲焕章百宝丹原装货经云南省药检所化验结果是碳酸钙，云南白药的故事是咕咚来了的故事，故事说森林中的动物们，听到树上果子掉落水里咕咚一声，传来传去把咕咚说成是一种很厉害的兽王，只要听到咕咚一声，动物们纷纷奔跑逃命，云南白药的故事同咕咚来了的童话故事一样。

四川省药检部门，对云南白药胶囊因为质量不合格，曾经禁止在四川销售，香港卫生署曾经对云南白药系列产品全部退货，理由是未将致命的有毒成分，列在药品的说明书中。现在列出了剧毒的成分草乌，但是并没有列出另外二种剧毒成分，黎芦（称披麻草）和硫化汞。

我们回顾一下解放前制药业的历史，当时最有名的假药是宏兴堂鹧鸪菜，化学成分山道出甘汞，驱蛔虫，但是跨大宣传治小儿百病成为假药被取缔的原因，还有一种是当今上海黄河药厂高祖父辈生产的百龄片，吃了能活到

100 岁年龄，经化验是碳酸氢钠，中和胃酸过多，而曲焕章百宝丹是众多假药中之一，云南解放，云南省药检所立刻收集曲焕章百宝丹原装货，据云南省药检所曾育麟所长对我介绍：云南解放后，曲焕章百宝丹原装货基本上卖完了，一共收集到七瓶，曲焕章百宝丹原装货，经过化验加酸起泡沫反应，最后确定为碳酸钙。中药粉末鉴定专家曾育麟在显微镜下没有看到什么植物细胞，曾所长感叹地说了一句：「想不到曲焕章做的也是假药，就是当时市场上最普通的牙膏粉。」这是曾所长对我讲过的话，一字不错记录在此，当时我站在省药检所院子里，曾所长站在所长办公室门口对我讲这些话的，在昆明《云南日报》的历史上，将曲焕章百宝丹列为假药公布，这是事实，后来曾育麟所长调任云南省中医学院药学系主任，去年还健康在世。关于对曲焕章百宝丹原装货化验结果为碳酸钙的根据，要到云南省药检所的档案资料中寻找，即使年久遗失，下面有对此药品的述评，并不影响这是一个有问题药品的大局，方舟子打假，药品中首挑云南白药，打它有毒副作用，没有打中要害。

现在把这假药，变成无所不在的云南白药，过程是这样的，云南解放后，大约在一九五六年前后，全国动员献秘方，各省献出的秘方，汇集成书本出版，曲焕章家里人把曲焕章秘方献出来，当时全国献出秘方的成千上万，各省秘方汇集的书有好几册，有价值的不多，最好的首推季德胜秘方，专治腹蛇咬伤，秘方中十三味中药，本草纲目上全部有的，皆记载着治毒蛇咬伤，于是生产季德胜蛇药，季德胜担任南通药厂副厂长，由卫生局干部领着全国做报告，交流经验，在这形势下，曲焕章妻子缪兰英，交出了曲焕章百宝丹秘方，由地方国营昆明药厂生产，我1961 年到昆明药厂时，干部和工人都是这样说：蒋介石要求曲焕章交出百宝丹秘方，曲不交，死在监狱中。这是骗子常用的招数抬高身价，这件事同老蒋根本没有关系，蒋的日记存放在斯坦福大学，人人可以借阅，谁都没有见过日记中蒋和曲有什么关系，一位骗子向我介绍经验，牛皮要吹得越大才越有人相信，吹小了人家不相信的，云南白药的发展史，就是这个样子。曲焕章怎么死的我查了历史，当时国医馆馆长焦易堂，在四川有个药厂，要曲焕章百宝丹交药厂生产，曲写下祇有他知道的药名，到四川后二个月生病去世，要说曲焕章百宝丹是碳酸钙，能交出来吗？欺骗穿帮了，以后怎么能在医界江湖中生活，这才是曲焕章至死不交秘方的原因。

再说曲的妻子交出的百宝丹已不是碳酸钙了，由昆明药厂改称云南白药（原名曲焕章百宝丹）投放市场，一个

药品上市，要有文献查证，药理试验，毒性试验，临床试验，凭一名外行人献出秘方，不经验证就生产是盲目的。后来云南白药外包装重新设计，把括号中原名曲焕章百宝丹这几个字去了，就剩下当今云南白药这四个字了，再讲一个插曲，工商行政局按照秘方生产的药品价格核实下来不对，于是缪兰英补加一味麝香，一下子把价格提高一大截，就是当今云南白药处方。而且曲家后人都说，曲焕章妻子交的秘方处方是假的，还说从未见过曲焕章用过这么多三七。

曲焕章儿子也交出了曲焕章百宝丹秘方，没有麝香，三七用量也没有这么多，对于救人一命的保险子，也不相同，主要成分雪上一支蒿，常用量 50 毫克，化学成分是雪上一支蒿生物碱，止痛效果是啡啡的八分之一，这个秘方由公私合营昆明联合药厂生产，商品名百宝丹，曲的会计，也交出秘方称白药精问世。

曲焕章百宝丹一个商品，现在变出了三种，这里要问曲焕章百宝丹究竟那一个才是的。从好的方面理解，秘方已失传，但是从省药检所对曲焕章百宝丹原装货化学分析结果看，失传的理由不成立。后来是昆明联合药厂并入昆明药厂成为第五车间，一车间生产针剂，二车间生产片剂，三车间生产玻璃瓶，四车间植物成分提取，五车间生产葡萄糖和百宝丹，原来联合药厂的干部策划，利用云南白药的名气，将五年间成立云南白药厂，专门生产云南白药，琼瑶的电影为云南白药做了义务宣传，电视剧：武朝迷案，其中有一镜头，这是汉朝时间，有一个人被蛇咬伤了，叫用云南白药，去年我在昆明旅游时，有一位昆明市民告诉我，云南白药早在汉朝时就有了，说明了电视的义务宣传效果，直到现在电视剧还在义务宣传，云南白药成为家喻户晓的产品，知名度和实际效果效果完全脱节背离。

云南抗战八年，军队急需药品，段培东：《剑扫风烟》一书详细记录云南八年抗战，其中也提到急需药品，当时云贵总督李根源是朱德总司令老师云南腾冲人，他为部队采购药品时，没有提到要用曲焕章百宝丹，也没有要云南的三七，而去东北采购吉林红参，常住昆明的李根源难道不知道昆明的曲焕章百宝丹？说明这个药品并不看好，但是在解放后的解放军中，大量使用云南白药，在对越南自卫反击战中，根据报导，广泛使用了云南白药，但是每克云南白药含有 1000 个细菌，敷在血淋淋的伤口上，是否合理？是否有过研究？如果把秘方公开，用于救命的保险子不过是二种有毒成分，一种是硫化汞，有毒，世界各国禁止使用，另一种是剧毒中药杀虫药黎芦中一

种，这二种药做成的保险子能有救命效果吗？谁做过药理和临床研究？谁做过毒性试验，公开了秘方，谁再敢用于救命？叫成千上万人吃这救命药，生产厂家有没有责任？如果在抗美援朝时期，生产劣药的厂长是要枪毙的。对伪劣药品的处理，产品要销毁，这样药厂关门，70 元的云南白药股票变零。

云南白药厂成立后发展出许多剂型，有云南白药胶囊，云南白药酊，云南白药气雾剂，云南白药膏药，云南白药痔疮膏，云南白药牙膏，云南白药如同面粉，可以做出油条饺子馒头面包等各种式样。对曲焕章妻子献出的秘方不作深入研究，曲家人献出的同一处方，就存在不同矛盾，开始了盲目发展，谁见过一个药品有这么多剂型的，说穿了卖云南白药四个字，云南白药到了美国，已经不是治病的神奇药品而是变成膳食添加剂，连外用搽皮肤的禁止入口的云南白药酊，也申请作为食品添加剂，进军美国市场，真是笑话，在美国见到云南白药牙膏，这个产品被国内用户告上法庭，使用中出现付作用和身体不适，问生产商是不是云南白药做的牙膏还是祗是牙膏，要求修改说明书。有些人及知名人士服了云南白药后，心律失常、肾功能衰竭，云南白药生产厂多次被告上法庭，总是以国家一级绝密处方为挡箭牌，逢凶化吉。

云南白药秘方列为国家一级保护，处方交卫生部，保护期到 2015 年，以后再可以申请保护，这是他们的护身符，是公开的欺骗行为。现在提供一个证据，既然列为国家一级保护，怎么解释 1959 年卫生部的医药卫生快报上公布了云南白药处方，为什么把公开了将近数十年的处方再申请保密，所以这是一种欺骗的销售方法。世界上对秘方的管理是，公开处方，给专利廿年，云南白药专利已超过廿年了。

处方不保密，现在把公开的处方成分写出来，有重楼，三七，草乌，独定子，冰片，麝香，披麻草，朱砂。其中冰片和麝香占万分之四，其他成分占 7%到 14%，为公开秘方这件事，我询问过中心实验室主任王典五技师，王技师答复处方不保密，保密的是生产工艺，告诉你处方是做不出来的。云南白药处方送给过苏联人和昆明军区。所以军队有商品也叫白药，但是用的是曲焕章儿子的配方。文革时期，云南白药处方和工艺操作规程由彭崇德技师借用，放在中心实验室台上，皆可阅读无人管理，抄写的云南白药处方卖 5 元，也有卖云南白药投料单的，甚至把仓库中云南白药纸盒瓶贴拿去，自己装进药粉冒充云南白药卖，这些情况我在昆明都掌握的，并向牟其南厂长介绍后，加强了管理。现在把公开的处分申请保密，掩盖了盲

目发展产生的所有问题。

云南白药的加工工艺是复杂的，重楼经水泡后削皮烘干打粉，三七用量过多，需要缩小体积，一部分做成浸膏留一部分打粉，草乌品种很多，相互之间毒性差别很大，选择其中一种草乌蒸 24 小时，否则吃死人，最严重问题是保险子，它是救命药，重伤的急服一粒救命，重伤有各种情况，有休克的，有流血的，有肌肉挫伤的，有骨头断的，伤情不同，急救方法也不同，保险子到底救那一种情况，有药理证明吗？这同历史上鹧鸪菜跨大效果是一样的，它的成分有三种，重楼含有淀粉和皂甙是赋形剂，朱砂是硫化汞，有毒重金属，世界上都已禁用，服下之后，身上立刻出现红肿硬结，又痛又痒，披麻草是草药名，中药店中有一味剧毒杀虫药藜芦，披麻草是众多藜芦品种中的一种，现在把这二种有毒成分，做成救命药是荒唐笑话还是有科学证明？处方保密下畅销 20 年，处方申请保密，就是不让你知道葫芦里卖什么药，处方公开了，这种救命药要研究，是真是假牛皮还能无限制吹下去吗？中药处方有君臣佐使进行处方分析，明显是胡乱编造的，所以云南白药成也秘方，败也秘方。

秘方公开后，盲目跨大宣传成为历史，历史上能治小儿百病的鹧鸪菜已退场，却有更大牛皮的云南白药代替，文革期间打公鸡血针，甩手疗法，治百病广为传播，时间一久被淘汰，唯有云南白药经久不衰，空中楼阁总有倒跨的一天，云南白药的名气是吹出来的，这个气泡吹得太大，总有吹破的一天，特别是审批云南白药的药政官员，不查历史，不看文献资料一路放行，是失职行为。

曲焕章百宝丹原装货化验结果是碳酸钙，及 1959 年卫生部医药卫生快报公布了云南白药处方，这些事实知道的人已不多，写下留于世上，同时把碳酸钙演变成国家绝密处方过程，也讲述清楚了，供有关的人士研究分析。（2016 年完稿）

附：我的作品

二、《云南白药》书评

一九九五年，北京科学技术出版社，出版了扬巨才等《云南白药治百病》的书。神州大地百年来，能治百病的药仅有二种，另外一个是能治小儿百病的宏兴堂鹧鸪菜，家喻户晓，无人不知，后来经化验，成分是山道年甘汞衹能驱除蛔虫，不能治百病，跨大宣传，作为假药取缔，现在云南白药治百病，衹能治跌打损伤，不能治百病，这样跨大宣传，应该同治疗小儿百病的鹧鸪菜一样，放在取缔的假药队伍中。肯定一个药品的效果要有大样本，随机，对照，双盲试验肯定，不是由作者随便写的。一看止血，它不如几毛钱一支的酚磺乙胺，二看止痛：它不如几分钱一片的扑热息痛，三看抗感染：它没有一元五一瓶的医用酒精靠谱，四看抗炎，它没有几毛钱一片的布洛芬持久。但论毒性，四种西药加起来都敌不过它，请问它哪里好？一年七亿多元广告费，真货是不用广告推销的。方舟字打假，药品行业首挑云南白药。

二〇一七年十月我去昆明，读到一本书，是云南白药集团研发总监，云南药物研究所所长李兆云先生主编的《民族药》一书，该书二〇一六年十一月科学技术出版社出版，其中把云南白药描写成民族药的杰出代表，把云南白药作为创新案例介绍，首先书名就是一个问题，中国有二十九个省，把一个省的药，说成是民族药的杰出代表，是不是跨大了？其他二十八个省的药就没有了，全国还有 55 个民族就没有了？中华民族药的杰出代表，大家都知道的有延年益寿的是吉林人参，妇女月经不调要西藏红花，激性用药材是鹿茸，活血化淤治疗跌打损伤的有广西田七，山东阿胶，已有千年历史，你云南一个省的云南白药怎么能成为民族药的代表呢？再说云南白药（原名曲焕章百宝丹）经云南省药品检验所检验出成分是碳酸钙，宣布曲焕章百宝丹是假药并取缔，这不就成了天大笑话。再一个是作为创新发展案例介绍，就是从云南白药散剂开始，发展出云南白药胶囊，云南白药酊剂，云南白药膏药，云南白药气雾剂，云南白药创可贴，云南白药牙膏，云南白药膳食添加剂。请问当今世界上谁能找得出第二种药可以做出这么多剂型的。（见该书 401 页—420 页）。

一九零二年曲焕章发明了曲焕章百宝丹（见云南白药—维基解密—自由的百科全书），云南白药厂也是这样对外界宣布的。扬巨才云南白药治百病一书，也是这样子说

的。但是在科学证据面前一九〇二年曲焕章发明了假药。被取缔。六一年我进昆明药厂时，药厂工人也讲过曲焕章百宝丹是假药被取缔，登在云南日报上。还有一个资料，曲焕章在世时家里工人问曲焕章这么多牙膏粉何用，曲焕章闭口不说，后来突然不见，原来做成假药了。那时候记录这件事的人证有曲的女儿曲竹林。

《民族药》420 页，云南白药殊荣一节是这样写的：「新中国成立后，1951 年，曲焕章万应百宝丹在中国西南工业展览会上获甲等奖状」，这个获奖的产品是好不容易找到的一共只有七瓶，云南省药检所对展品取样化验里面是碳酸钙，获得甲等奖状的原来是一个假药。

曲焕章另外一个殊荣是蒋介石对著名医师的去世为国家之不幸。（见白药传奇记录片）。对于曲焕章的定位是医生。伤寒论作者张仲景是医学专家，本草纲目作者李时珍是药物专家。曲焕章在云南江川一带是有名的伤科医生，对此介绍，笔者赞成，但是作为著名医生，发明了牙膏粉作为曲焕章百宝丹欺骗消费者，死后才查明真相，名医的光环大打折扣了！

曲焕章儿子帮父亲采购药材，配制处方，他提出的活血化淤的三七，就是广西田七，用量是常规剂量，伤科止痛选择雪山一支蒿，剂量也正确，四十多年后，提取出有效成分，并证明止痛效果是吗啡的八分之一，从曲焕章儿子开出的处方，可以见到曲焕章医术，没有受医学专门教育，但是用于治疗跌打损伤的是经典药材，是曲焕章治疗跌打损伤的成绩。再看曲焕章妻子提出的三七用量，超过常用量，这一下为难了昆明药厂，把三七做成浸膏粉，可以缩小体积，曲焕章是没有这种设备的，也不具备这种知识，三七过量的副作用是可使心脏传导阻滞及抑制血小板凝聚及恶心呕吐等副作用。

再看缪兰英提出的止痛药是：披麻草，就是中药铺剧毒药藜芦的一个品种，周总理指示，对于云南白药要研究，你把秘方保密了怎么研究？别人不研究，白药厂可以自己研究披麻草的成分和止痛效果，但是看到的是不断地对保险子的吹捧和神化，成为急服一粒的救命丸。这个情况说明能够学到曲焕章一技之长是他儿子曲嘉瑞，所以他献上的秘方，符合曲焕章常用配方，而缪兰英献的秘方，明显看到她是一个外行人。调查时她对名称剂量都搞不懂的。被无限制吹捧神化了。曲焕章终年 58 岁，如此短寿，与著名医生太不相称，说明他有一技之长外，其他医学领域的知识太少。关于争论不休的谁是曲焕章百宝丹的传人，结果缪兰英胜利，化验结果证明，曲焕章儿子和妻

子都不是。他们二人交出的秘方，是曲焕章治病用的众多处方之一。

关于曲焕章的去世，史料上有人说：因为不交秘方，被蒋介石关进监狱死在牢里。昆明药厂工人也曾这样说。也有人说：因为不交秘方给焦易堂，绝食而死。（见网络文章）。但在《白药传奇》的故事片中和调查中，曲焕章是自然死亡。当时焦易堂首先找的是曾泽生，希望他的白药精交给他的药厂生产，遭拒绝后，曲焕章因为家庭矛盾，到了成都焦易堂那里，（网络文章是因为捐飞机，钱不够，到四川躲避）焦易堂希望将百宝丹交他药厂生产。曲焕章开了处方，只有他自己知道的草药名，别人却不懂。（根据网络文章）。再说他是用日本碳酸钙做的白药能交吗？交了出来名声全毁，所以对儿子老婆也不能交，这是至死不交的原因！

《民族药》一书，对云南白药的探源：从白药寻根开始，写到曲焕章从生到死过程，其中有白药传奇的神话故事，对于云南白药探索一书，是这样介绍给读者的：从万应丹到白药，从曲焕章万应百宝丹，到云南白药投产，荣藏于国家级秘方保管，经历了漫长探索过程。不是探索过程，是不断纽曲历史的造假过程。造成白药故事像空中楼阁，成为现代版的《咕咚来了》的童话故事。如果云南白药处方是荣藏于国家级绝密配方，那么国营昆明药厂将云南白药生产配方移交给众多私人老板组成的联合药厂生产，是不可原谅的大错。也无法解释一九五九年医药卫生快报，第十七期 258 页公布；云南白药原名曲焕章百宝丹系采用云南特产药材配制的云南民间验方之一，云南白药主要的药物有三七，重楼，独定子，披麻草，冰片，麝香，等混合而成。服法：凡因刀枪跌打诸伤无论轻重，有出血者开水调服，若瘀血肿痛及未出血者用酒调服，妇科各症，均以酒调服，凡疮毒初起除内服外用白药少许以酒调匀涂患处，如已化脓只需内服。用量每次 200 至 300 毫克。再说白药厂成立，用的是联合药厂许多私人老板的地盘，变成了国有企业，生产是用昆明药厂的云南白药处方。

文化革命期间，云南白药工艺操作规程，由彭技师借出，放在中心试验室台上，无人管理，任人抄写。昆明药厂片剂工人林顺才，用 5 元人民币买下了从工艺操作规程上抄下来的云南白药处方，处方成分有草乌，三七浸膏，三七，独定子，重楼，披麻草，麝香，冰片，朱砂。各成分含量有万分之四，到百分之七至十四及百分之五十的。他还看见了撕下了的云南白药投料单在市场上卖。一九六四年，联合药厂和昆明药厂合并，此时才有昆明药厂五车间，将云南白药交五车间生产。《民族药》一书中说一九五六年成立五车间生产云南白药，这不是事实，书中再说缪兰英在昆明药厂担任配制白药的技师，她没有这个职位。事实是曲家工人李琼华，缪兰英女儿曲竹林，成立云南白药小组，配制云南白药，而曲竹林申称，这个处方是假的，她掌握的才是真的。原联合药厂党政干部开始策划，用五车间成立白药厂，专门生产云南白药。要把生易做大，做出名，不让别的药厂赚钱，申请处方保密，当时只是议论，84 年成现实。

将云南白药提高到：中药国宝第一号，有一部《白药传奇》的记录片，周俊先生证明了当今生产的云南白药就是过去曲焕章各个时期生产的百宝丹完全相同，那么需要对周俊先生要作一个介绍，他一九五八年毕业于上海华东化工学院化工系，分配在云南省中国科学院植物研究所，他拿出一个合成药称天麻素，作镇静药，供昆明药厂生产，结果在健康报头版头条的新闻是：卫生部宣布昆明药厂生产的天麻素是一种假药被取缔，取缔理由是天麻中没有此成分，无镇静作用。昆明药厂受此沉重打击，造成如此后果的就是周俊。那么周俊从什么地方取得了曲焕章各个时期的样品的。一九五一年，一共才找到七瓶，周俊是一九五八年毕业的，他收集到曲焕章各个时期的百宝丹，这是不可能的事，明显造假。周俊院士也参加了造假队伍！后来云南白药的牛皮，越吹越大。

所以云南白药发展史，是吹牛史，是一个乌龙故事，是咕咚来了的童话故事。

那么当初宣布曲焕章百宝丹是假药取缔后，为什么又起死回生发展到秘藏于国家级秘方了呢？

一九五五年当时周总理陈外长等一批官员，在昆明，对云南省的接待人员说：像白药这个药对部队是需要的，于是由云南省药检所，将生产白药的十三家厂商的白药处方集中起来，找出白药的成分，有三七，草乌，重楼，金铁锁，（独定子）将此处方，作为云南白药处方交周总理，此方在云南科技展览会上获一等奖，就是这个处方被外界称为荣藏于卫生部国家级绝密处方，永不公开的来源。

关于小红丸保险子，当时祇证明是曲焕章生产的，现在吹成重伤之后急股一粒的救命丸，这同历史上，只是驱蛔虫，而吹成了治小儿百病的宏兴堂鹧鸪菜作为假药是一样的，以前有夸大宣传的鹧鸪菜作为假药取缔了。当代有昆明药厂天麻素作为假药取缔了，那么云南白药如此神化跨大早已足够符合假药的取缔条件了，假话重复一百句成

为真理，连法庭法官都相信了。由罗秋林律师将云南白药集团侵犯消费者知情权为理由被告上法庭，就是云南白药是国家绝密处方为理由，原告败诉。赵因律师服用了云南白药，吃出了病住进了医院，状告云南白药集团药厂，你里面到底是什么成分？也是以云南白药处方是国家绝密配方，原告败诉，原告虽败诉，但是被逼公布有毒成分草乌，但是尚有有毒成分未公布，就是披麻草（一种藜芦）及全世界禁用的朱砂。对于云南白药牙膏信以为真，结果没有任何效果，反而使病情加重，状告云南白药集团厂，也因为云南白药是国家绝密处方为理由原告败诉。原告要求疗效报告，被告拿不出来，作者公布此文，云南白药用缪兰英提供的处方，申请国家绝密处方的神话故事，从今以后应该结束了。

摘要

一、历史上的曲焕章百宝丹，经化验，是碳酸钙，就是牙膏粉，是假药，这件事情的经办及见证，是云南省药品检验所。一九零二年曲焕章创制的原来是一个假药。现在申请为国家绝密处方，真是天大笑话。

二、云南白药秘方原来根本不保密，笔者提供详细的历史事实和资料来源，供作为研究和关心云南白药人士参考。

三、把云南白药秘方公开了二十多年多年之后再申请保密，道理讲不通。而且申请保密的是一份假云南白药秘方，真白药处方，荣藏于国家的云南白药秘方束之高阁，又一个天大笑话。牛皮吹过了头！以假乱真。

四、本文详细叙述了云南白药方荣藏于中国国家卫生部成为国家级绝密配方的真相，这和云南白药集团继存缪兰英云南白药秘方没有任何关系。是以假乱真。

五、1971 年，周总理指示：一、建立一个有相当规模的云南白药专厂。结果成了什么都做的万金油工厂，各行各业挂上云南白药子公司为荣。二、建立云南白药研究机构。建立了机构，没有正果，做出了奇葩产品。治疗跌打损伤的做成了牙膏，膏药，痔疮膏，创可贴，膳食添加剂，冠名云南白药散剂就有三个不同处方，拿不出一个大样本，随机，双盲试验的疗效报告。也没有药理，植物化学研究报告。三、免交增值税。药品不涨价：结果几角钱的成本卖几十元。

二〇一七年十二月四日完稿。

参考资料

1.宋友谅，云南白药有假，祸害不浅，博讯网 8/18/2009

2.我对云南白药的观察，泰华网 4/4/2014

3.王蕾：致命的云南白药，网易新闻 1040 期

4.云南白药牙膏，网易 173

5.云南白药牙膏遭南京市民起诉，21 世纪经济报导 7/18/2017

6.何敏：云南白药冠名之争 2016

国家图书馆出版品预行编目资料

云南白药（国家绝密方）解密 简体版 / 宋友谅著. --初版.--台中市：白象文化事业有限公司，2022.03

面； 公分

正體題名：雲南白藥(國家絕密方)解密

ISBN 978-626-7056-93-6（平装）

1. 中藥方劑學

414.7 110020935

云南白药（国家绝密方）解密
简体版

作　　者　宋友谅
發 行 人　張輝潭
出版發行　白象文化事業有限公司
412 台中市大里區科技路 1 號 8 樓之 2（台中軟件园區）
出版專線：（04）2496-5995　傳真：（04）2496-9901
401 台中市東區和平街 228 巷 44 號（經銷部）
購書專線：（04）2220-8589　傳真：（04）2220-8505
出版編印　林榮威、陳逸儒、黃麗穎、水邊、陳媁婷、李婕
設計創意　張禮南、何佳諠
經銷推廣　李莉吟、庄博亞、劉育姍、李如玉
經紀企划　張輝潭、徐錦淳、廖書湘、黃姿虹
營運管理　林金郎、曾千熏
印　　刷　百通科技股份有限公司
初版一刷　2022 年 03 月
定　　价　200 元

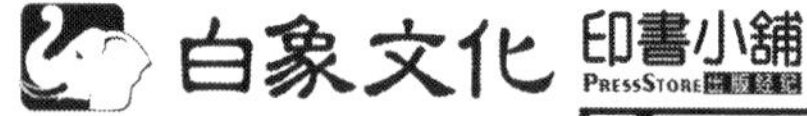